慢性萎缩性胃炎
患者实践建议

主　编　房静远
副主编　陈萦晅

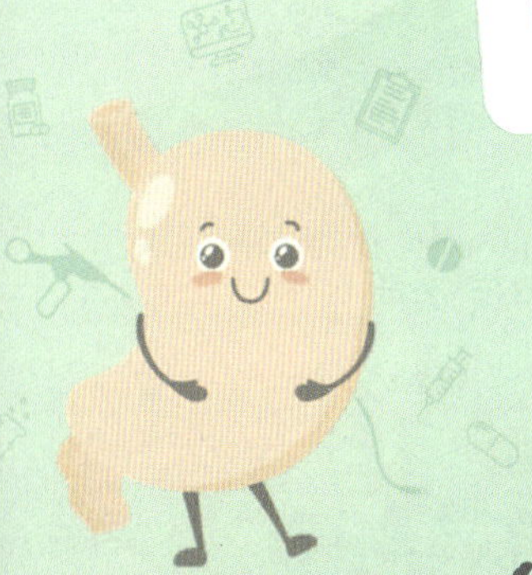

人民卫生出版社
·北　京·

图书在版编目（CIP）数据

慢性萎缩性胃炎患者实践建议 / 房静远主编 . 北京：人民卫生出版社，2026. 1. -- ISBN 978-7-117-39358-4

I. R573. 3-44

中国国家版本馆 CIP 数据核字第 2026NV0500 号

慢性萎缩性胃炎　患者实践建议

Manxing Weisuoxing Weiyan　Huanzhe Shijian Jianyi

主　　编：房静远
出版发行：人民卫生出版社（中继线 010-59780011）
地　　址：北京市朝阳区潘家园南里 19 号
邮　　编：100021
E - mail：pmph @ pmph.com
购书热线：010-59787592　010-59787584　010-65264830
印　　刷：北京顶佳世纪印刷有限公司
经　　销：新华书店
开　　本：889 × 1194　1/48　　印张：1
字　　数：24 千字
版　　次：2026 年 1 月第 1 版
印　　次：2026 年 2 月第 1 次印刷
标准书号：ISBN 978-7-117-39358-4
定　　价：19.00 元
打击盗版举报电话：010-59787491　E-mail：WQ @ pmph.com
质量问题联系电话：010-59787234　E-mail：zhiliang @ pmph.com
数字融合服务电话：4001118166　E-mail：zengzhi @ pmph.com

编委名单

主　编　房静远

副主编　陈萦晅

编　委（按姓氏笔画排序）

吕　宾　浙江省中医院
吕农华　南昌大学第一附属医院
任建林　厦门大学附属中山医院
杜奕奇　海军军医大学第一医院
李　鹏　首都医科大学附属北京友谊医院
李延青　山东大学齐鲁医院
李景南　中国医学科学院北京协和医院
肖英莲　中山大学附属第一医院
时永全　空军军医大学第一附属医院
陈萦晅　上海交通大学医学院附属仁济医院
房静远　上海交通大学医学院附属仁济医院
唐旭东　中国中医科学院西苑医院
盛剑秋　中国人民解放军总医院第七医学中心

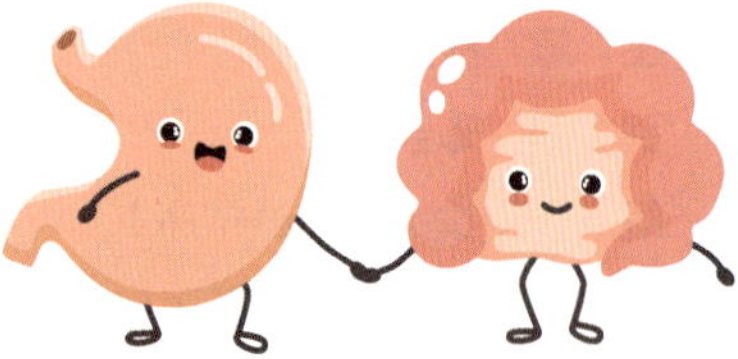

目录

一

慢性萎缩性胃炎的概述

1 什么是慢性萎缩性胃炎、肠化?（慢性萎缩性胃炎是什么病？是胃萎缩变小了吗？）

（1）慢性萎缩性胃炎

- 慢性萎缩性胃炎（chronic atrophic gastritis，CAG）一种常见的慢性胃病，最主要的特点是：胃黏膜长期受到炎症或其他损伤后，胃里原本的腺体数量逐渐变少，出现“萎缩”的变化[1]。
- 这里的“萎缩”并不等同于胃整个器官体积缩小，而是指胃黏膜中的固有腺体减少（可理解为“胃黏膜变薄”、保护和消化功能下降）[1]

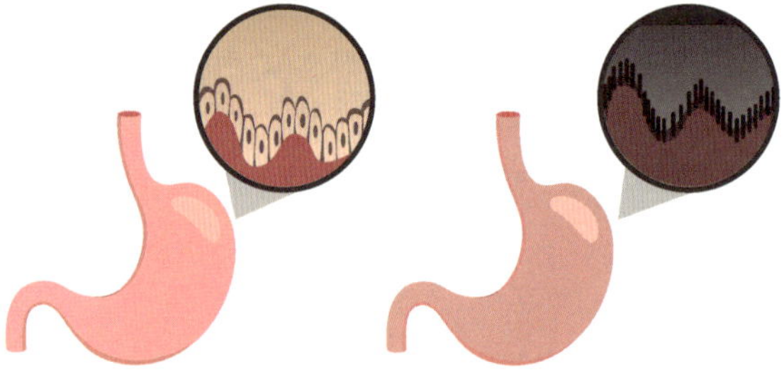

正常胃黏膜　　　　萎缩的胃黏膜

（2）肠化（肠上皮化生）

- 肠化是指在长期胃黏膜损伤后，胃黏膜上皮细胞开始出现类似“小肠”或“大肠”型上皮细胞的特征，这是一种“胃黏膜自我修复”的方式[2]。

- 虽然肠化会增加胃黏膜发生病变的风险，但它不代表一定会发生癌变。肠化并非不可逆，通过去除病因、改善生活方式和药物治疗，有可能在一定程度上得到改善[3,4]。

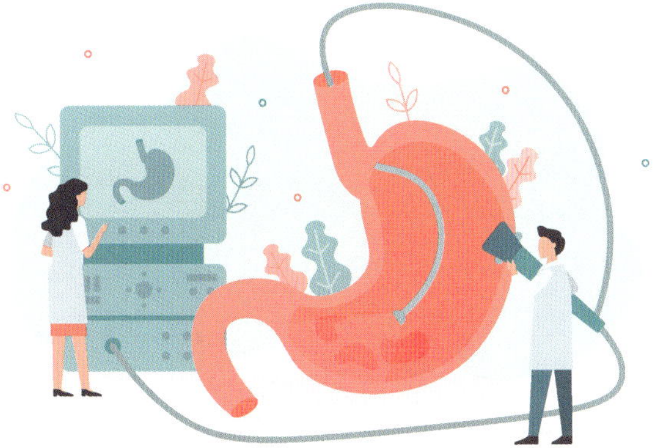

参考文献

[1] 中华医学会消化病学分会，中华医学会消化病学分会消化系统肿瘤协作组. 中国慢性胃炎诊治指南(2022年，上海)[J]. 中华消化杂志，2023，43(03)：145-175. DOI：10.3760/cma.j.cn311367-20230117-00023.

[2] Tjandra D，Busuttil RA，Boussioutas A. Gastric Intestinal Metaplasia：Challenges and the Opportunity for Precision Prevention[J]. Cancers(Basel)，2023 Aug 1，15(15)：3913. DOI：10.3390/cancers15153913.

[3] Hwang YJ，Kim N，Lee HS，et al. Reversibility of atrophic gastritis and intestinal metaplasia after Helicobacter pylori eradication—a prospective study for up to 10 years[J]. Aliment Pharmacol Ther，2018，47(3)：380-390. DOI：10.1111/apt.14424.

[4] Aumpan N，Vilaichone RK，Pornthisarn B，et al. Predictors for regression and progression of intestinal metaplasia (IM)：a large population-based study from low prevalence area of gastric cancer (IM-predictor trial)[J/OL]. PLoS One，2021，16(8)：e0255601 (2021-08-11). https：//doi.org/10.1371/journal.pone.0255601.

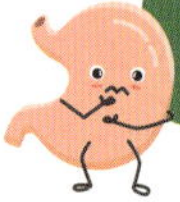

2 慢性萎缩性胃炎、肠化有何危害？

· **功能受损**：当胃黏膜广泛萎缩后，分泌胃酸、胃蛋白酶等物质的能力降低，可能导致消化不良、营养吸收不良等问题。还可能出现上腹痛、胀气、烧心、反酸、恶心、食欲不振等症状，影响患者日常正常的工作生活[1]。

· **有癌变风险**：慢性萎缩性胃炎和肠化都属于“癌前疾病”，在长时间的反复损伤下，一部分患者的胃黏膜可能进一步发展为异型增生（又叫“上皮内瘤变”）甚至胃癌[2,3]。

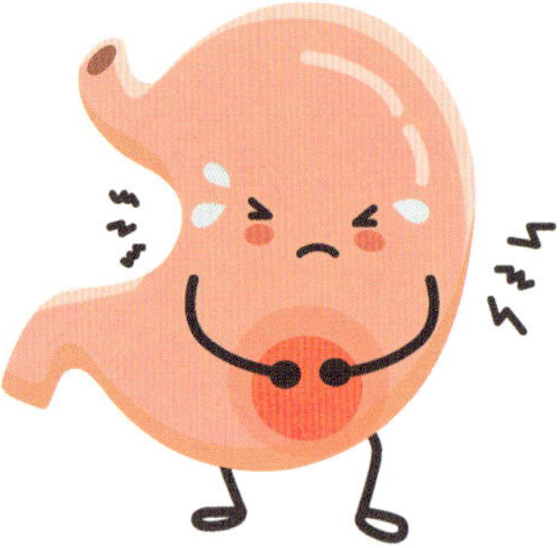

参考文献

[1] 中华医学会消化病学分会，中华医学会消化病学分会消化系统肿瘤协作组. 中国慢性胃炎诊治指南（2022年，上海）[J]. 中华消化杂志，2023，43（03）：145-175. DOI：10.3760/cma.j.cn311367-20230117-00023.

[2] Correa P, Haenszel W, Cuello C, et al. A model for gastric cancer epidemiology[J]. Lancet, 1975, 2(7924): 58-60. DOI: 10.1016/S0140-6736(75)90498-5.

[3] Correa P, Piazuelo MB. Helicobacter pylori infection and gastric adenocarcinoma[J]. US Gastroenterol Hepatol Rev, 2011, 7(1): 59-64.

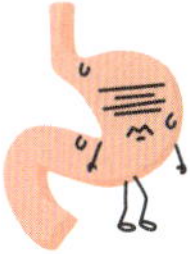

3 慢性萎缩性胃炎、肠化是癌前状态，都会转变为胃癌吗？

- 并不是所有慢性萎缩性胃炎或肠化都会发展为胃癌，但确实存在一定的癌变风险，风险高低与胃黏膜萎缩/肠化的范围和程度等有关。

- **“Correa 模式”**：肠型胃癌常常经历“正常胃黏膜→慢性炎症→慢性萎缩性胃炎→肠化→上皮内瘤变→胃癌”的过程[1,2]。不过，这个过程通常需要较长时间，并且只有少数患者会真正走到癌变那一步。

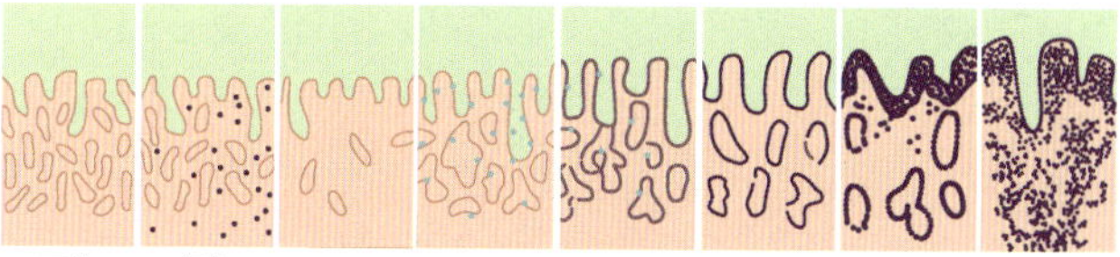

- 如果定期监测、积极治疗，许多患者的胃黏膜可以保持稳定或得到改善，从而大大降低癌变风险[3]。

参考文献

[1] Correa P, Haenszel W, Cuello C, et al. A model for gastric cancer epidemiology[J]. Lancet, 1975, 2(7924): 58-60. DOI: 10.1016/S0140-6736(75)90498-5.

[2] Correa P, Piazuelo MB. Helicobacter pylori infection and gastric adenocarcinoma[J]. US Gastroenterol Hepatol Rev, 2011, 7(1): 59-64.

[3] 中华医学会消化病学分会，中华医学会消化病学分会消化系统肿瘤协作组. 中国慢性胃炎诊治指南(2022年，上海)[J]. 中华消化杂志，2023, 43(03): 145-175. DOI: 10.3760/cma.j.cn311367-20230117-00023.

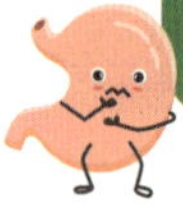

4 在我国，慢性萎缩性胃炎的患病情况如何？

- **慢性胃炎**：我国人群中非常常见，基于内镜诊断的数据，慢性胃炎患病率接近 90%[1]。

- **慢性萎缩性胃炎**：属于慢性胃炎的一种类型。虽然很多人症状不明显，但据估计，慢性萎缩性胃炎的内镜检出率可能超过 20%[2]。**幽门螺杆菌（*H. pylori*）感染**是慢性胃炎和萎缩性胃炎的主要危险因素之一，中国患者感染率在 40.6%～55.8% 之间[2]，这也使得慢性萎缩性胃炎变得更加常见。

参考文献

[1] 中华医学会消化病学分会. 中国慢性胃炎共识意见（2017 年，上海）[J]. 中华消化杂志，2017，37（11）：721-738. DOI：10.3760/cma.j.issn.0254-1432.2017.11.001.

[2] 中华医学会消化病学分会，中华医学会消化病学分会消化系统肿瘤协作组. 中国慢性胃炎诊治指南（2022 年，上海）[J]. 中华消化杂志，2023，43（03）：145-175. DOI：10.3760/cma.j.cn311367-20230117-00023.

5 慢性萎缩性胃炎包括哪些种类?

· 目前慢性萎缩性胃炎的分类还没完全统一,一般会根据病因、胃黏膜病理变化等指标进行分类,按照病因可以进一步分类为由幽门螺杆菌引起的胃炎、由十二指肠胃反流引起的胃炎、由外部因素(如酒精、药物、化学物质)引起的胃炎、自身免疫性胃炎,以及原因不明的慢性萎缩性胃炎[1]

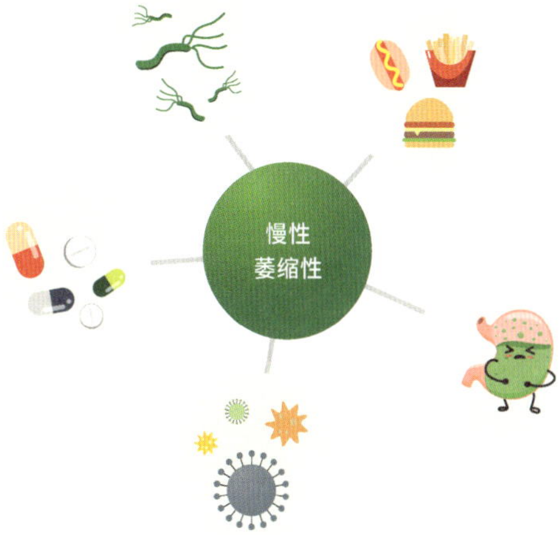

- 胃镜下可以根据萎缩的范围对慢性萎缩性胃炎进行分级，即木村 - 竹本分型；萎缩界限从胃窦开始至小弯，未超过贲门者为闭合型（close type，C 型），超过者为开放型（open type，O 型），其中各自包括 3 种亚型[2]：
- C-1：萎缩界限局限在胃窦部。
- C-2：萎缩界限超过胃角，限于胃小弯侧下部。
- C-3：萎缩界限超过胃角且接近贲门。
- O-1：萎缩界限刚过贲门。
- O-2：萎缩界限已经遍及整个胃底。
- O-3：萎缩界限延伸到胃体大弯侧乃至全胃。

C-1～C-2 为轻度萎缩，C-3～O-1 为中度萎缩，O-2～O-3 为重度萎缩

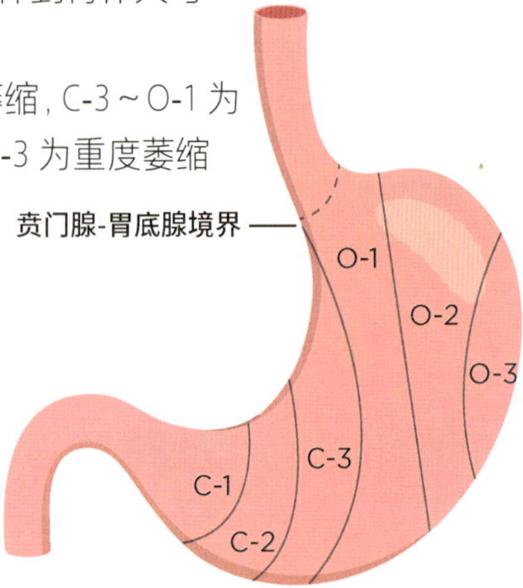

参考文献

[1] 中华医学会消化病学分会，中华医学会消化病学分会消化系统肿瘤协作组．中国慢性胃炎诊治指南（2022 年，上海）[J]．中华消化杂志，2023，43（03）：145-175．DOI：10.3760/cma.j.cn311367-20230117-00023.

[2] Kotelevets SM，Chekh SA，Chukov SZ. Updated Kimura-Takemoto classification of atrophic gastritis[J]. World J Clin Cases，2021 May 6，9（13）：3014-3023. DOI：10.12998/wjcc.v9.i13.3014.

二

慢性萎缩性胃炎的影响因素

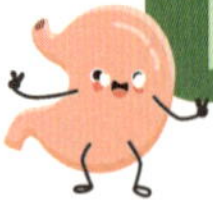

1 哪些原因会引起或促使发生慢性萎缩性胃炎？

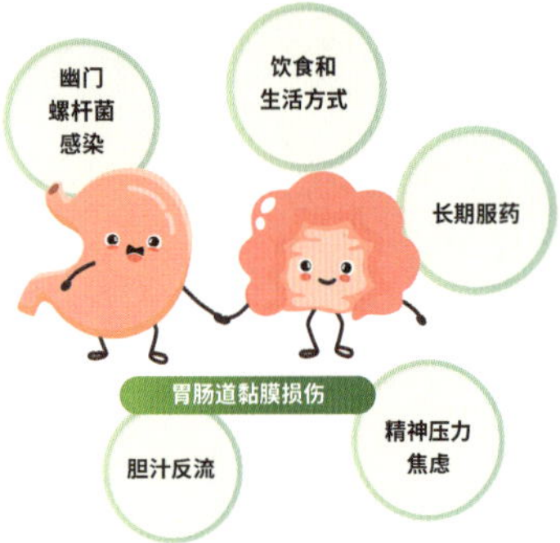

- **幽门螺杆菌感染**：这是慢性萎缩性胃炎的主要诱因之一，70%～90% 的慢性胃炎患者都存在幽门螺杆菌感染[1]。
- **饮食和生活方式**：过多食用腌制、熏烤、油炸、高盐食物以及吸烟、饮酒、熬夜等，都可能损伤胃黏膜，增加慢性萎缩性胃炎的发生风险[2]。
- **长期服药**：如长期服用非甾体抗炎药（NSAIDs）、某些抗血小板药物等，会使胃黏膜受到损伤。
- **胆汁反流**：幽门（胃和十二指肠之间的“阀门”）功能不佳，胆汁进入胃里，也会破坏胃黏膜[2]。
- **精神压力、焦虑**：心理应激因素与胃黏膜的损伤及慢性萎缩性胃炎的进展等密切相关[3]。

参考文献

[1] Dooley CP, Cohen H, Fitzgibbons PL, et al. Prevalence of Helicobacter pylori infection and histologic gastritis in asymptomatic persons[J]. N Engl J Med, 1989, 321(23): 1562-1566. DOI: 10.1056/NEJM198912073212302.

[2] 中华医学会消化病学分会，中华医学会消化病学分会消化系统肿瘤协作组. 中国慢性胃炎诊治指南(2022年，上海)[J]. 中华消化杂志，2023，43(03): 145-175. DOI: 10.3760/cma.j.cn311367-20230117-00023.

[3] 刘洁，韩川，张剑，等. 慢性胃炎患者 300 例的精神心理特征分析[J]. 中华消化杂志，2020，40(3): 186-191. DOI: 10.3760/cma.j.issn.0254-1432.2020.03.010.

2 慢性萎缩性胃炎与年龄有关系吗？

- 研究发现，慢性萎缩性胃炎风险随年龄增长而升高，且男性略高于女性[1]。
- 幽门螺杆菌感染往往在儿童、青少年时期发生，感染率也会随着年龄增加而增高[2]。
- 年龄越大，累积的胃黏膜损伤越多，发生萎缩及其他病变的概率也随之升高[3]。

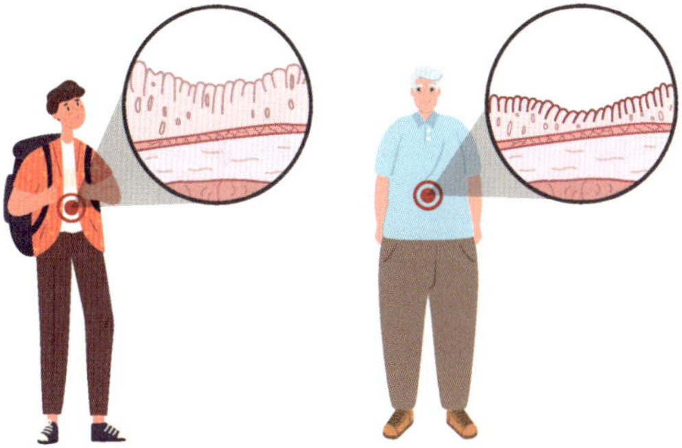

参考文献

[1] Banks M, Graham D, Jansen M, et al. British Society of Gastroenterology guidelines on the diagnosis and management of patients at risk of gastric adenocarcinoma[J]. Gut, 2019, 68(9): 1545-1575. DOI: 10.1136/gutjnl-2018-318126.

[2] 中华医学会消化病学分会，中华医学会消化病学分会消化系统肿瘤协作组. 中国慢性胃炎诊治指南(2022年，上海)[J]. 中华消化杂志，2023，43(03)：145-175. DOI：10.3760/cma.j.cn311367-20230117-00023.

[3] Gao QY, Wang ZH, Cui Y, et al. Evaluation and clinical significance of the stomach age model for evaluating aging of the stomach-a multicenter study in China[J]. BMC Clin Pathol, 2014, 14: 29.

3 患有哪些疾病，有可能伴发慢性萎缩性胃炎？

· 已有幽门螺杆菌感染或患有自身免疫性疾病（可能伴有自身免疫性胃炎）的患者需要密切关注胃部情况，定期检查。因为这些情况发生慢性萎缩性胃炎的风险更高，或者胃黏膜病变更容易加重[1]。

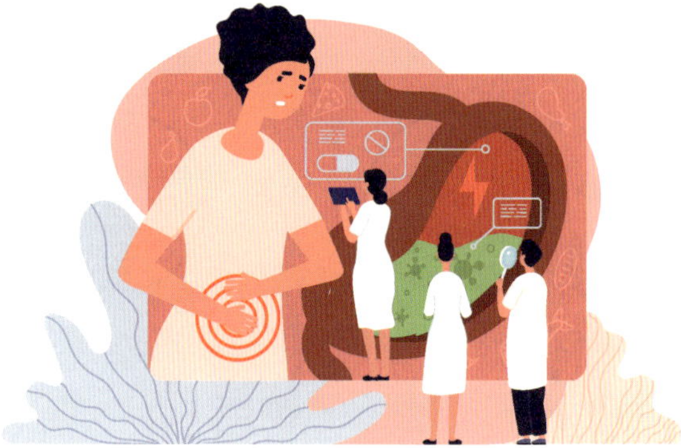

参考文献

[1] Lahner E, Conti L, Annibale B, et al. Current Perspectives in Atrophic Gastritis[J]. Curr Gastroenterol Rep, 2020, 22: 38. DOI: 10.1007/s11894-020-00775-1.

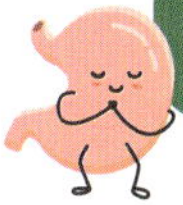

4 慢性萎缩性胃炎、肠化可以逆转吗？

- 虽然萎缩和肠化属于“癌前状态”，但通过**根除幽门螺杆菌、改善生活方式、规律服药**等措施，萎缩和肠化是有可能部分逆转或至少不再加重的[1-3]。
- **根除幽门螺杆菌：**在萎缩或者肠化发生前，效果更好[4]。
- **药物干预：**如某些黏膜保护剂、维生素补充剂以及部分中药制剂等，在长期随访中也显示对萎缩和肠化有一定逆转作用[5-7]。
- **生活方式调整：**饮食和生活方式在慢性胃炎，特别是慢性萎缩性胃炎的进展与演变中起着重要作用。坚持健康的生活方式，如戒烟限酒、保持规律饮食、控制食用盐摄入、减少腌制、烧烤、烟熏及油炸食品的摄入、

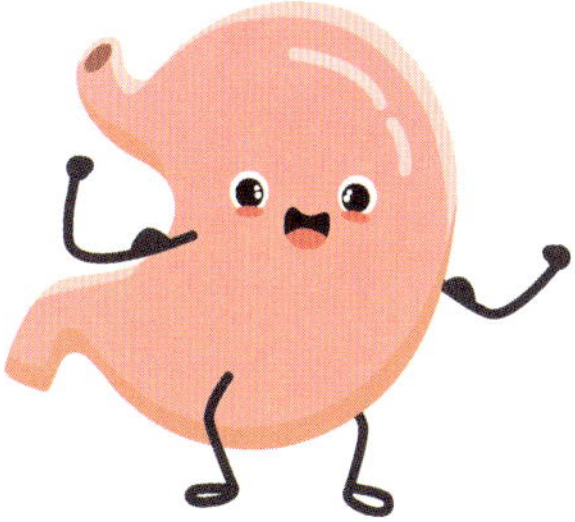

多吃新鲜蔬菜水果和补充必要的维生素（如维生素 B_{12}、叶酸）和微量元素（如硒、大蒜素）等，可以显著降低胃癌的发病率。肥胖（$BMI \geq 24kg/m^2$）可能增加胃黏膜萎缩的风险，建议慢性萎缩性胃炎患者尤其是超重或肥胖人群，积极管理体重。对于某些低叶酸水平的患者，适量（≥1mg/d）补充叶酸可改善慢性萎缩性胃炎的病理状态，从而减少胃癌的发生。另外，中国慢性萎缩性胃炎患者现状调研中发现，40 岁及以下年轻患者的三餐规律性较差，不能规律饮食的比例为 19.2%，同时 41.7% 的受访慢性萎缩性胃炎患者有饮酒习惯，饮酒频繁的患者单次饮酒量也更多。这些结果都表明目前中国的大部分慢性萎缩性胃炎患者还需要进一步关注自身的饮食习惯和饮酒量，在疾病过程中亟需做出合理的调整以防止病情进展[8]。

参考文献

[1] Hwang YJ, Kim N, Lee HS, et al. Reversibility of atrophic gastritis and intestinal metaplasia after Helicobacter pylori eradication—a prospective study for up to 10 years[J]. Aliment Pharmacol Ther, 2018, 47(3): 380-390. DOI: 10.1111/apt.14424.

[2] Aumpan N, Vilaichone RK, Pornthisarn B, et al. Predictors for regression and progression of intestinal metaplasia (IM): a large population-based study from low prevalence area of gastric cancer (IM-predictor trial)[J/OL]. PLoS One, 2021, 16(8): e0255601 (2021-08-11). https://doi.org/10.1371/journal.pone.0255601.

[3] Gawron AJ, Shah SC, Altayar O, et al. AGA technical review on gastric intestinal metaplasia—natural history and clinical outcomes[J]. Gastroenterology, 2020, 158(3): 705-731.e5. DOI: 10.1053/j.gastro.2019.12.001.

[4] 国家消化系统疾病临床医学研究中心（上海），国家消化道早癌防治中心联盟，中华医学会消化病学分会幽门螺杆菌学组，等. 中国胃黏膜癌前状态和癌前病变的处理策略专家共识（2020 年）[J]. 中华消化杂志，2020, 40(11): 731-741. DOI: 10.3760/cma.j.cn311367-20200915-00554.

[5] Tang XD, Zhou LY, Zhang ST, et al. Randomized double-blind clinical trial of Moluo Dan for the treatment of chronic atrophic gastritis with dysplasia[J]. Chin J Integr Med, 2016, 22(1): 9-18. DOI: 10.1007/s11655-015-2114-5.

[6] Sheu BS, Tsai YC, Wu CT, et al. Long-term celecoxib can prevent the progression of persistent gastric intestinal metaplasia after H. pylori eradication[J]. Helicobacter, 2013, 18(2): 117-123. DOI: 10.1111/hel.12013.

[7] Wong BC, Zhang L, Ma JL, et al. Effects of selective COX-2 inhibitor and Helicobacter pylori eradication on precancerous gastric lesions[J]. Gut, 2012, 61(6): 812-818. DOI: 10.1136/gutjnl-2011-300154.

[8] 中华医学会消化病学分会，中华医学会消化病学分会消化系统肿瘤协作组. 中国慢性胃炎诊治指南（2022 年，上海）[J]. 中华消化杂志，2023, 43(03): 145-175. DOI: 10.3760/cma.j.cn311367-20230117-00023.

三

慢性萎缩性胃炎的诊断

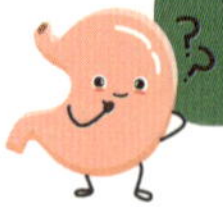

1 慢性萎缩性胃炎是如何诊断的？

胃镜检查是诊断慢性萎缩性胃炎的基本方法，但单纯依靠胃镜诊断有一定局限性，胃镜结合病理是最准确的方法。

- **胃镜检查（内镜检查）：**医生可以通过胃镜直接观察胃黏膜是否变薄，也可以借助染色内镜等方法评估胃黏膜的肠化[1]。

- **病理活检：**在胃镜下取一小块胃黏膜组织送检，通过显微镜观察胃黏膜腺体和周围炎症细胞的变化[1]。

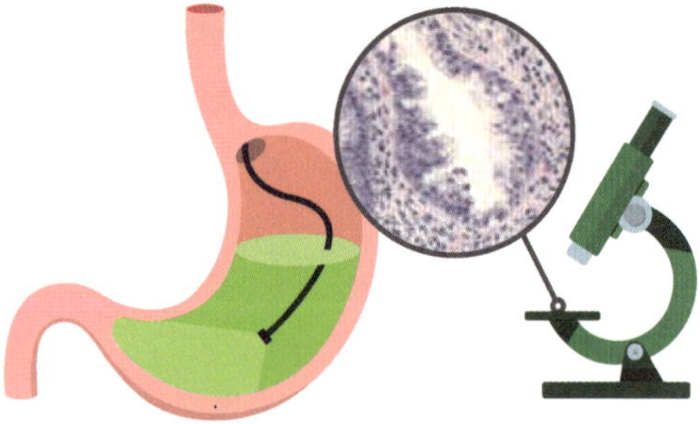

参考文献

[1] 中华医学会消化病学分会，中华医学会消化病学分会消化系统肿瘤协作组. 中国慢性胃炎诊治指南（2022年，上海）[J]. 中华消化杂志，2023，43（03）：145-175. DOI：10.3760/cma.j.cn311367-20230117-00023.

2 近年做过多次无痛胃镜，对身体有害吗？

- **无痛胃镜**一般采用短效麻醉药物，让患者在舒适的状态下完成检查[1]。

- 从当前的医学研究来看，正规医院开展的无痛胃镜检查所用麻醉药物在正确剂量下是安全的，剂量和作用时长有限，对身体影响不大。

- 如果您属于胃癌高风险人群或已经确诊慢性萎缩性胃炎，**需要定期复查**，医生会根据您的具体情况安排胃镜检查，放心在医生指导下进行复查即可[2]。

参考文献

[1] 中华医学会麻醉学分会，中华医学会消化内镜学分会. 中国消化内镜诊疗镇静/麻醉的专家共识[J]. 国际麻醉学与复苏杂志，2014，35(09)：769-777. DOI：10.3760/cma.j.issn.1673-4378.2014.09.001.

[2] 中华医学会消化内镜学分会. 中国早期胃癌内镜诊治共识(2023，太原)[J]. 中华消化内镜杂志，2024，41(06)：421-442. DOI：10.3760/cma.j.cn321463-20240224-00092.

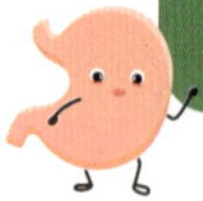

3 胃的病理组织活检是干什么的？怎么看报告？

- **胃的病理组织活检：** 在做胃镜时，医生会用活检钳取下小块胃黏膜组织送去病理科。病理医生会在显微镜下观察胃黏膜内的细胞和腺体情况。
- **报告内容：** 通常会描述有无慢性炎症、活动性、萎缩、肠化、异型增生（上皮内瘤变）等情况，以及有没有幽门螺杆菌感染。还可能提到“轻度/中度/重度”的描述[2]。
- 如果看到“中度萎缩”“重度萎缩”“不完全型肠化”或“异型增生”等字样，需要引起重视，按医生建议加强治疗和定期随访[1]。

	胃窦	（块数）	胃体	（块数）	胃角	（块数）
慢性炎症	++,+++	1,1	+,++	1,1	++	1
活动性	++	2	+	1	++	1
萎缩	+,++	1,1	+	1	++	1
肠化	++	2	-	2	+++	1
异型增生	-	2	-	2	-	1
H.Pylori	++	2	-	2	++	1

+ 轻度　++ 中度　+++ 重度

参考文献

[1] 房静远，杜奕奇，刘文忠，等．中国慢性胃炎共识意见（2017年，上海）[J]．中华消化杂志，2017，37（11）：721-738．DOI：10.3760/cma.j.issn.0254-1432.2017.11.001．

[2] 中华医学会消化病学分会，中华医学会消化病学分会消化系统肿瘤协作组．中国慢性胃炎诊治指南（2022年，上海）[J]．中华消化杂志，2023，43（03）：145-175．DOI：10.3760/cma.j.cn311367-20230117-00023．

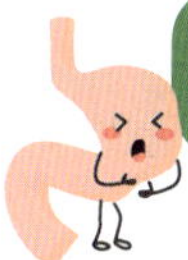

4 胃镜检查结果与病理结果有时不一致，甚至前后检查结果有时不一致，这是为什么？

- **取样位置和病变分布：** 胃黏膜的萎缩或肠化并不是整个胃都均匀一致，可能存在局灶性差异。

- **操作因素：** 活检钳取到的组织可能没有取到最明显病变区域，或者胃镜下的主观判断和病理显微镜下的结果不完全吻合。

- 出现差异时，一般以**病理结果**为准，也可以在医生指导下规律复查随访，再进行综合评估[1]。

参考文献

[1] 中华医学会消化病学分会，中华医学会消化病学分会消化系统肿瘤协作组．中国慢性胃炎诊治指南(2022年，上海)[J]．中华消化杂志，2023，43(03)：145-175．DOI：10.3760/cma.j.cn311367-20230117-00023．

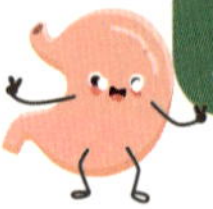

5 血清胃蛋白酶原和胃泌素 G17 在慢性萎缩性胃炎的诊断中有何作用?

- 血清胃蛋白酶原(pepsinogen，PG)包括 PG I 和 PG II，是初步筛查和辅助诊断慢性萎缩性胃炎的一种方法。

- **PG I、PG II 及其比值**下降，提示可能存在胃黏膜萎缩，尤其是胃体部萎缩[1]。

- 当胃窦部发生萎缩时，G17 水平降低；而在胃体萎缩时，PG I 和 PG I / PG II 比值降低，G 17 水平升高。联合检测 PG 与 G17 有助于判断萎缩部位和范围：PG 降低主要提示胃体萎缩，G17 变化侧重反映胃窦萎缩[1]。

- 上述检测仅为辅助手段，需要配合胃镜和病理结果做综合判断。

参考文献

[1] 中华医学会消化病学分会，中华医学会消化病学分会消化系统肿瘤协作组. 中国慢性胃炎诊治指南(2022年，上海)[J]. 中华消化杂志，2023，43(03)：145-175. DOI：10.3760/cma.j.cn311367-20230117-00023.

6 慢性萎缩性胃炎有何症状？症状与疾病严重程度有关吗？

- 可能出现：上腹痛、胀气、烧心、反酸、食欲减退、恶心、打嗝等“消化不良”类症状，也可能完全没有症状[1]。

- **症状与严重程度不一定成正比：**有些重度萎缩的患者症状并不明显；也有些萎缩程度并不很严重，但胃部的症状却较多。

- 老年人由于伴随其他疾病或长期服药，症状多比较明显[2]。

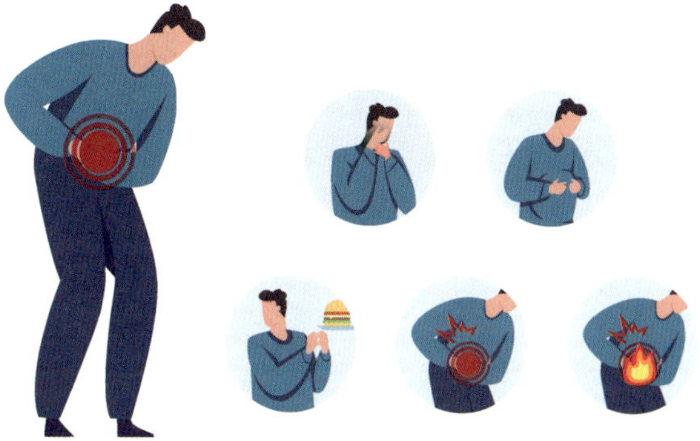

参考文献

[1] 中华医学会消化病学分会胃肠动力学组．慢性胃炎患者消化不良症状、胃动力功能及有关因素的多中心调研[J]．中华消化杂志，2006，26(9)：602-605．

[2] 中华医学会老年医学分会，中华老年医学杂志编辑委员会．老年人慢性胃炎中国专家共识[J]．中华老年医学杂志，2018，37(5)：485-491．DOI：10.3760/cma.j.issn.0254-9026.2018.05.001．

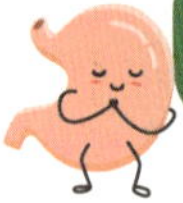

7 幽门螺杆菌感染的检查需要怎么做？

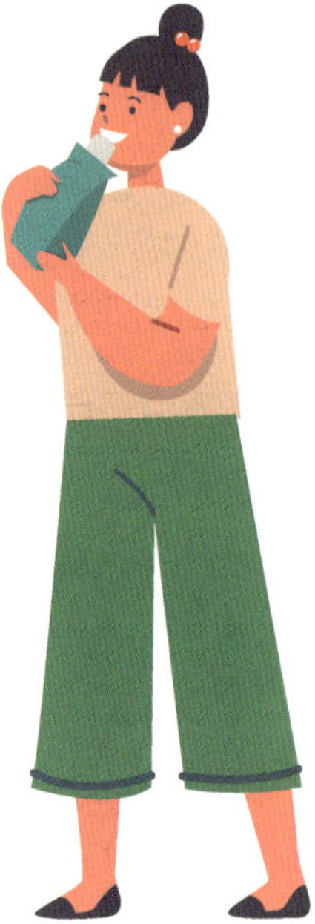

- **非侵入性检查**：^{13}C 或 ^{14}C 尿素呼气试验、粪便抗原检测等。对于首次诊断或治疗后复查都很常用，准确率高，操作方便[1]。

- **侵入性检查**：在做胃镜时取胃黏膜做快速尿素酶试验、组织学检查或细菌培养等。

- 如果不知道自己是否感染幽门螺杆菌，或准备接受慢性萎缩性胃炎治疗，往往需要先做幽门螺杆菌检测[1]。

参考文献

[1] 中华医学会消化病学分会幽门螺杆菌和消化性溃疡学组，全国幽门螺杆菌研究协作组，刘文忠，等．第五次全国幽门螺杆菌感染处理共识报告[J]．中华消化杂志，2017，37(06)：364-378．DOI：10.3760/cma.j.issn.0254-1432.2017.06.002

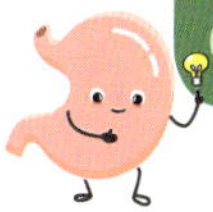

8 幽门螺杆菌治疗后的复查需要怎么做？

- **复查方式：**常选用 ^{13}C 或 ^{14}C 尿素呼气试验，也可以用粪便抗原检测。

- **时间：**治疗结束后至少 4 周再复查。在此期间避免服用抗菌药物、铋剂、抑酸类药物（质子泵抑制剂 PPI、钾离子竞争性酸阻滞剂 P-CAB）或含抗菌作用的中药，以免干扰检测结果[1]。

- 对于存在胃癌高风险因素的患者（如家族史、重度萎缩、严重肠化等），治疗后还需定期复查，确保幽门螺杆菌根除成功。

参考文献

[1] 中华医学会消化病学分会幽门螺杆菌和消化性溃疡学组，全国幽门螺杆菌研究协作组，刘文忠，等．第五次全国幽门螺杆菌感染处理共识报告[J]．中华消化杂志，2017，37(06)：364-378．DOI：10.3760/cma.j.issn.0254-1432.2017.06.002

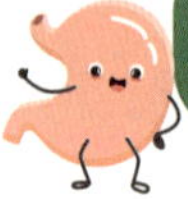

9 胃镜报告中慢性萎缩性胃炎（C1–C3 或者 O1–O3），这些字母和数字代表什么？

- 这是国际上常用的一种胃镜下评估胃黏膜萎缩范围的分级系统（木村 - 竹本分型），分为闭合型（C-1、C-2、C-3）和开放型（O-1、O-2、O-3）[1]。

（1）C 表示萎缩主要局限在胃窦或胃体小弯等部位；O 表示萎缩范围扩大，延伸越过了胃底等区域。

（2）数字从 1 到 3 表示程度逐渐加重。数字越大，说明萎缩范围越广。

- 这种分型能帮助医生判断胃黏膜萎缩的广泛程度，从而评估病变进展的风险[2]，开放型的风险高于闭合型。

参考文献

[1] Kotelevets SM, Chekh SA, Chukov SZ. Updated Kimura-Takemoto classification of atrophic gastritis[J]. World J Clin Cases, 2021 May 6, 9(13): 3014-3023. DOI: 10.12998/wjcc.v9.i13.3014.

[2] 中华医学会消化病学分会，中华医学会消化病学分会消化系统肿瘤协作组. 中国慢性胃炎诊治指南（2022年，上海）[J]. 中华消化杂志，2023，43(03): 145-175. DOI: 10.3760/cma.j.cn311367-20230117-00023.

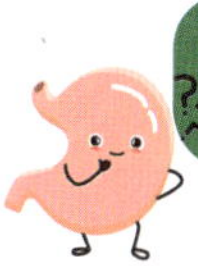

10 胃镜检查前哪些药物的使用会影响胃镜操作本身或者检查结果？

· **影响胃酸和黏膜表现的药物**：钾离子竞争性酸阻滞剂（P-CAB）、质子泵抑制剂（PPI）、H2 受体拮抗剂（H2RA）、抗酸剂、枸橼酸铋钾等，可能改变胃黏膜外观或影响幽门螺杆菌检测结果。

· **抗凝 / 抗血小板药**：如阿司匹林、华法林、氯吡格雷等，会增加胃镜操作或活检出血风险。

· 一般建议在检查前，**咨询医生**是否需要短期停用或更换药物方案，以获得更准确和安全的检查结果[1]。

参考文献

[1] 杨萍，雷丽. 做胃镜之前的准备工作和注意事项[J]. 人人健康，2024，(18)：104-105.

11 还有哪些其他的检查可用来确诊不同类型的慢性萎缩性胃炎？

- **血清抗胃壁细胞抗体、抗内因子抗体和胃泌素检测：** 部分患者（如自身免疫性胃炎）会出现血清胃泌素升高，可作为辅助参考[1]。进一步检测血清抗胃壁细胞抗体、抗内因子抗体可明确诊断是否存在自身免疫性胃炎。
- 最主要的诊断依据仍是：**胃镜检查＋胃黏膜组织病理学检查。**

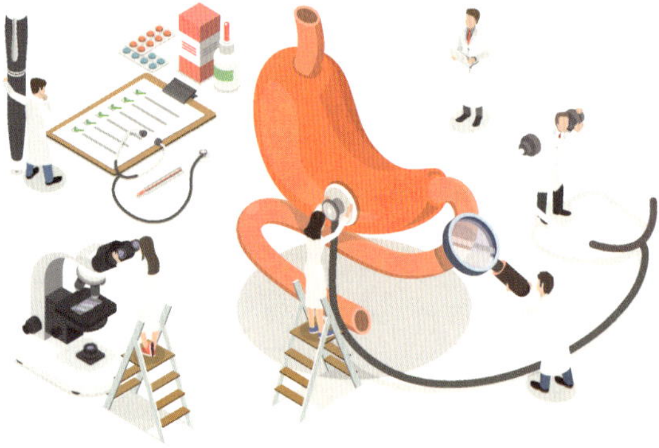

参考文献

[1] 中华医学会消化病学分会，中华医学会消化病学分会消化系统肿瘤协作组．中国慢性胃炎诊治指南（2022年，上海）[J]．中华消化杂志，2023，43（03）：145-175．DOI：10.3760/cma.j.cn311367-20230117-00023．

四

慢性萎缩性胃炎的治疗

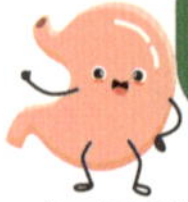

1 慢性萎缩性胃炎是否都要治疗？

- 如果确诊为**慢性萎缩性胃炎**，大多数情况下需要**积极管理和干预**，包括**去除病因、对症用药、定期随访**等[1]。

- 对于**轻度萎缩**且无明显症状、无幽门螺杆菌感染者，可能暂时只需观察，但若存在危险因素（如胃癌家族史等），仍要密切随访。

- 对于**中、重度萎缩或伴肠化**的患者，通常建议积极药物治疗和/或根除幽门螺杆菌，并定期进行胃镜随访[1]。

参考文献

[1] 中华医学会消化病学分会，中华医学会消化病学分会消化系统肿瘤协作组. 中国慢性胃炎诊治指南（2022年，上海）[J]. 中华消化杂志，2023，43（03）：145-175. DOI：10.3760/cma.j.cn311367-20230117-00023.

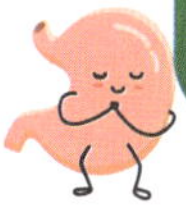

2 慢性萎缩性胃炎患者的对症治疗有哪些方法?

慢性萎缩性胃炎患者常见的症状包括上腹痛、烧心、反酸、饱胀、恶心、食欲不振、胆汁反流不适等。根据不同症状类型,医生会选择不同的用药方案:

(1)上腹痛、烧心等酸相关症状

- **抑制胃酸的药物:** 如质子泵抑制剂(PPI,例如奥美拉唑、兰索拉唑等),H2 受体拮抗剂(H2RA,例如法莫替丁、雷尼替丁等)。这些药物通过抑制或减少胃酸分泌,缓解因胃酸过多引起的烧心、疼痛。

- **黏膜保护剂:** 黏膜保护剂可根据其作用机制大致分为外源性与内源性两大类。外源性黏膜保护剂主要包括枸橼酸铋钾、硫糖铝等,通过在胃黏膜表面形成保护膜,减少胃酸和其他有害物质对黏膜的侵蚀,从而促进糜烂和溃疡的愈合。内源性黏膜保护剂则侧重于增强机体自身的黏膜防御功能,例如替普瑞酮可增加胃黏膜内源性前列腺素的合成,改善黏膜血流量,增强黏膜屏障功能,从而更有效地缓解慢性胃炎相关症状并促进胃黏膜修复[1,2]。相较于仅在黏膜表面形成屏障的外源性保护剂,内源性黏膜保护剂能够从根本上提升黏膜自身的防御与修复能力,因而在临床应用中可展现更加持久和稳定的疗效。

（2）饱胀、恶心等消化不良症状

- **促胃动力药**：如多潘立酮、莫沙必利、伊托必利等，可促进胃肠道蠕动，帮助食物更快排空，从而减轻饱胀、恶心等不适。

- **消化酶制剂**：如米曲菌胰酶片、复方阿嗪米特肠溶片、胰酶肠溶胶囊等，可在餐中服用，帮助分解食物、改善消化不良症状。

（3）胆汁反流相关症状

- **结合胆汁酸的黏膜保护剂**：如铝碳酸镁，可以结合并中和胆汁酸，减少其对胃黏膜的损伤。

- **促动力药**：如伊托必利、莫沙比利、多潘立酮等，通过提高胃肠动力、减轻胆汁反流，起到辅助治疗作用[3]。

需要指出的是，内源性黏膜保护剂替普瑞酮除了在酸相关、糜烂性病变中具备保护黏膜的作用，对于各类慢性胃炎患者，尤其是慢性萎缩性胃炎伴慢性炎症和黏膜屏障受损的情况，也具有较好的黏膜修复促进作用；如合并胆汁反流或动力障碍时，可在医生指导下与其他药物联合使用，以更好地缓解症状并保护胃黏膜。

参考文献

[1] Sakamoto C, Ogoshi K, Saigenji K, et al. Comparison of the effectiveness of geranylgeranylacetone with cimetidine in gastritis patients with dyspeptic symptoms and gastric lesions: a randomized, double-blind trial in Japan[J]. Digestion, 2007, 75(4): 215-224. DOI: 10.1159/000110654.

[2] 魏小娟. 替普瑞酮对慢性萎缩性胃炎合并胃溃疡患者胃黏膜修复效果观察[J]. 齐齐哈尔医学院学报, 2018, 39(15): 1750-1751.

[3] 中华医学会消化病学分会, 中华医学会消化病学分会消化系统肿瘤协作组. 中国慢性胃炎诊治指南(2022年，上海)[J]. 中华消化杂志, 2023, 43(03): 145-175. DOI: 10.3760/cma.j.cn311367-20230117-00023.

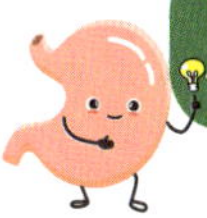

3 药物治疗的疗程建议

- **抗酸或抑酸治疗（如 PPI）：**常规疗程为 4～8 周，根据症状改善情况可在医生指导下合理使用。

- **黏膜保护剂：**平均使用时间为 1～6 个月，也可视患者黏膜萎缩程度、合并症等情况调整疗程[1]。对合并幽门螺杆菌感染者，在幽门螺杆菌根除后继续使用黏膜保护剂，可维持胃黏膜稳定并减少病情反复[2]。胃黏膜保护剂可改善胃黏膜屏障，促进胃黏膜糜烂愈合，持续使用可在一定程度上阻止或延缓慢性萎缩性胃炎的进展，但对症状改善作用尚有争议[3]。

- **根除幽门螺杆菌：**常规疗程为 14 天，治疗结束 4 周后需要复查[3]。

- **长期随访：**医生会视患者病情变化，适时调整药物种类或剂量。对于出现明显症状反复或内镜检查提示病变加重的患者，需要重新评估并优化治疗方案。

参考文献

[1] 姜海行，李景南，蔺蓉，等．胃肠道黏膜保护临床专家共识（2021 年，福州）[J]．胃肠病学，2022，27（11）：665-679.

[2] 叶晖，秦丽洁，陈瑶，等．非抗生素药物在幽门螺杆菌根除治疗中的应用[J]．北京中医药，2021，40（07）：794-798. DOI：10.16025/j.1674-1307.2021.07.030.

[3] 中华医学会消化病学分会，中华医学会消化病学分会消化系统肿瘤协作组．中国慢性胃炎诊治指南（2022 年，上海）[J]．中华消化杂志，2023，43（03）：145-175. DOI：10.3760/cma.j.cn311367-20230117-00023.

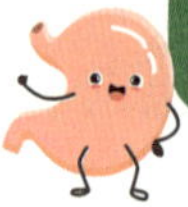

4 哪些药物/方法可帮助萎缩、肠化逆转？

- **根除幽门螺杆菌：**在发生萎缩或肠化生的早期阶段进行幽门螺杆菌根除，可有效减缓萎缩进展，部分情况下能改善肠化[1]。

- **黏膜保护剂：**黏膜保护剂如替普瑞酮、瑞巴派特，对慢性萎缩性胃炎患者具有一定临床益处。国内一项纳入了224名慢性萎缩性胃炎的研究发现，单用替普瑞酮或替普瑞酮联合叶酸可显著改善患者胃黏膜组织学病变[2]，另一项研究表明替普瑞酮联合叶酸可不同程度地逆转萎缩和肠化，疗效明显优于非特异性治疗[3]；这可能与替普瑞酮可增加黏液分泌，提高黏膜组织氨基己糖水平，促进内源性前列腺素合成，改善应激状态下的黏膜血供，促进细胞再生等机制有关。此外，一项前瞻性、随机、双盲研究发现，瑞巴派特对胃黏膜

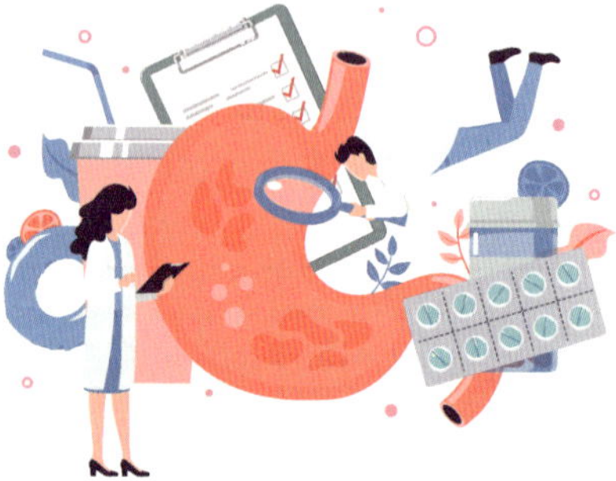

萎缩程度有显著改善作用，在减少炎症和促进黏膜修复方面显示出良好的疗效[4]；另一项多中心随机研究则进一步证实，瑞巴派特可以降低慢性萎缩性胃炎患者胃黏膜萎缩和肠化的持续或进展风险[5]。对于幽门螺杆菌感染所致的慢性萎缩性胃炎，在根除幽门螺杆菌后，联合使用这些黏膜保护剂与抑酸、促动力药物有望进一步减轻炎症损伤与复发风险[6]。总体而言，这些研究结果提示黏膜保护剂在延缓乃至逆转慢性萎缩性胃炎的发展进程方面具有一定临床价值，但对于具体疗效及个体差异仍需更多高质量研究来证实。

- **补充维生素、微量元素和其他具有生物活性的营养素**：如维生素 B_{12}、叶酸和羔羊胃提取物维 B_{12} 颗粒等，对改善肠化有一定效果[1]。

- **中医药**：一些中药复方如摩罗丹，胃复春等在国内多中心研究中显示有改善萎缩、肠化的可能[1,7]。但仍需更多高质量临床试验来验证。

参考文献

[1] 中华医学会消化病学分会，中华医学会消化病学分会消化系统肿瘤协作组．中国慢性胃炎诊治指南（2022年，上海）[J]. 中华消化杂志，2023，43（03）：145-175. DOI：10.3760/cma.j.cn311367-20230117-00023.

[2] 裘力锋，赵岚，方燕飞，等．应用定标活组织检查评价替普瑞酮联合叶酸治疗慢性萎缩性胃炎的疗效[J]. 中华消化杂志，2013，33（4）：231-234.

[3] 方燕飞，赵岚，林正铧，等．应用定标活检技术优选慢性萎缩性胃炎的治疗疗程[J]. 中华内科杂志，2014，53（3）：210-212.

[4] Talley NJ, Riff DS, Schwartz H, et al. Double-blind placebo-controlled multicentre studies of rebamipide, a gastroprotective drug, in the treatment of functional dyspepsia with or without Helicobacter pylori infection [J]. Aliment Pharmacol Ther, 2001, 15(10): 1603-1611. DOI: 10.1046/j.1365-2036.2001.01074.x.

[5] Du Y, Li Z, Zhan X, et al. Anti-inflammatory effects of rebamipide according to Helicobacter pylori status in patients with chronic erosive gastritis: a randomized sucralfate-controlled multicenter trial in China—STARS study[J]. Dig Dis Sci, 2008, 53(11): 2886-2895. DOI: 10.1007/s10620-007-0180-z.

[6] 相文会，李蓓蓓，魏霞．替普瑞酮联合四联疗法用于 Hp 阳性胃溃疡患者的疗效研究[J]. 中国实用医药，2025，20（04）：16-20. DOI：10.14163/j.cnki.11-5547/r.2025.04.004.

[7] Zou TH, Gao QY, Liu S, et al. Effectiveness and safety of Moluodan in the treatment of precancerousesions of gastric cancer: A randomized clinical trial[J]. J Dig Dis, 2024, 25(1): 27-35.

5 慢性萎缩性胃炎需要检测幽门螺杆菌感染，并需要根除吗？

- **建议所有慢性萎缩性胃炎患者都进行幽门螺杆菌检测**，如为阳性，通常推荐根除治疗[1]。

- 幽门螺杆菌是导致萎缩、肠化甚至胃癌的主要危险因素之一，早期根除可以减缓或阻止胃黏膜萎缩和肠化的进一步加重[1]。

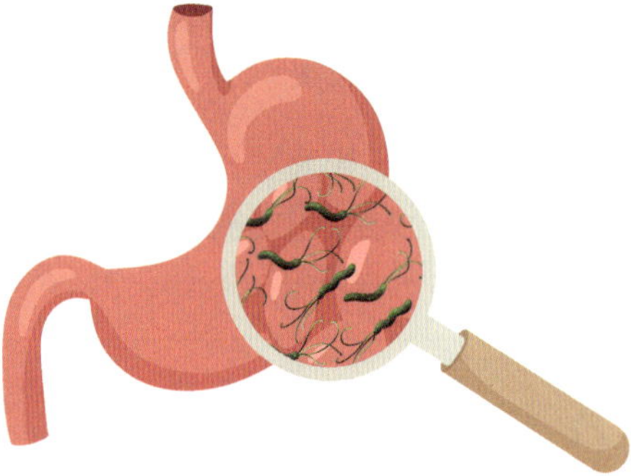

参考文献

[1] 中华医学会消化病学分会，中华医学会消化病学分会消化系统肿瘤协作组．中国慢性胃炎诊治指南(2022年，上海)[J]．中华消化杂志，2023，43(03)：145-175．DOI：10.3760/cma.j.cn311367-20230117-00023．

6 慢性萎缩性胃炎患者可以服用阿司匹林吗？

- 阿司匹林对心血管疾病预防具有重要价值，但有可能损伤胃黏膜。

- 如果因为心脑血管疾病需要服用阿司匹林，不应因为患慢性萎缩性胃炎而放弃使用阿司匹林，需与医生共同评估和决策。鉴于阿司匹林对胃黏膜的潜在损伤风险，可搭配使用抑酸剂或黏膜保护剂。此外，若患者合并幽门螺杆菌感染，排除禁忌证后应当先根除幽门螺杆菌后再使用阿司匹林[1]。切忌自行停药或擅自加药，有问题应及时咨询专科医生。

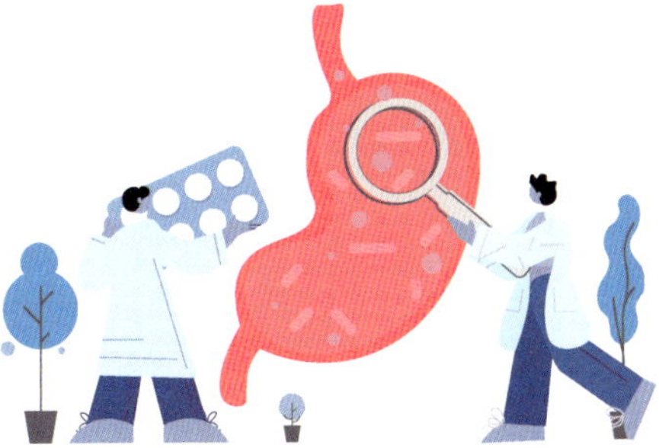

参考文献

[1] 中华医学会消化病学分会幽门螺杆菌和消化性溃疡学组，全国幽门螺杆菌研究协作组，刘文忠，等．第五次全国幽门螺杆菌感染处理共识报告[J]．中华消化杂志，2017，37(06)：364-378．DOI：10.3760/cma.j.issn.0254-1432.2017.06.002

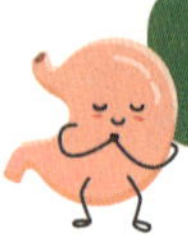

7 发现了异型增生（上皮内瘤变），一定要手术或者胃镜下黏膜切除吗？

· 异型增生有进展为胃癌的风险被认为是癌前病变，建议立即专科医生就诊。活检病理诊断高级别异型增生者，建议复查高清或图像增强内镜，证实诊断后考虑内镜下切除甚至外科手术；而活检病理诊断为低级别异型增生的病变，其癌变风险在文献报道中有较大差异，可能与活检诊断的标准差异、取样误差等有关。建议对低级别异型增生病灶行高清/放大内镜检查进行危险分层，高危的病灶行内镜下切除，从而获得准确的病理诊断；而没有高危因素的病灶建议合理的药物治疗，并且6个月~1年内复查高清内镜[1]。若在随访过程中出现高危病灶，需要专科医生进行处理[2]。

参考文献

[1] 北京医学会消化内镜学分会. 胃低级别上皮内瘤变规范化诊治专家共识（2019，北京）[J]. 中华胃肠内镜电子杂志，2019，06（02）：49-56. DOI：10.3877/cma.j.issn.2095-7157.2019.02.001

[2] Yang L，Ma XZ，Wang X，et al. Endoscopic resection of gastric low-grade dysplasia with high risk factors is associated with decreased advanced neoplasia：a single-center retrospective cohort study[J]. Surg Endosc，2023 Jun，37（6）：4737-4747. DOI：10.1007/s00464-023-09968-x. Epub 2023 Mar 8.

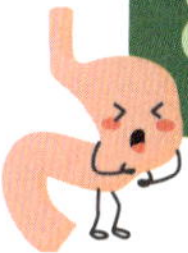

8 慢性萎缩性胃炎患者有时出现反酸、烧心、饥饿时上腹痛、夜间上腹不适等相关症状时，可以用抑制胃酸分泌的药物吗？

- 可以。在症状明显时，质子泵抑制剂（PPI）或 H2 受体拮抗剂（H2RA）等药物能有效减轻酸对胃黏膜的刺激和损伤，缓解不适[1]。

> 但长期或大剂量使用PPI需谨慎并在医生指导下进行，因为可能影响矿物质吸收或导致肠道菌群失衡等问题[2]。

参考文献

[1] 中华医学会消化病学分会，中华医学会消化病学分会消化系统肿瘤协作组．中国慢性胃炎诊治指南（2022年，上海）[J]．中华消化杂志，2023，43（03）：145-175．DOI：10.3760/cma.j.cn311367-20230117-00023．

[2] 何芷清，徐陆周．质子泵抑制剂消化系统不良反应的研究进展[J]．中华实用诊断与治疗杂志，2023，37（09）：970-972．DOI：10.13507/j.issn.1674-3474.2023.09.023．

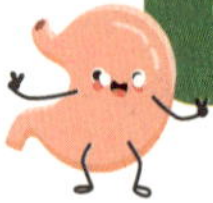

9 胆汁反流会引起慢性萎缩性胃炎吗？该如何治疗？

- **是的。**长期的胆汁反流会破坏胃黏膜，导致或加剧慢性萎缩性胃炎[1]。
- 治疗上可用**结合胆汁酸**的黏膜保护剂(如铝碳酸镁)、促胃肠动力药(如伊托必利、莫沙比利、多潘立酮等)，必要时加用抑酸剂，以减少胃黏膜进一步损害[1]。

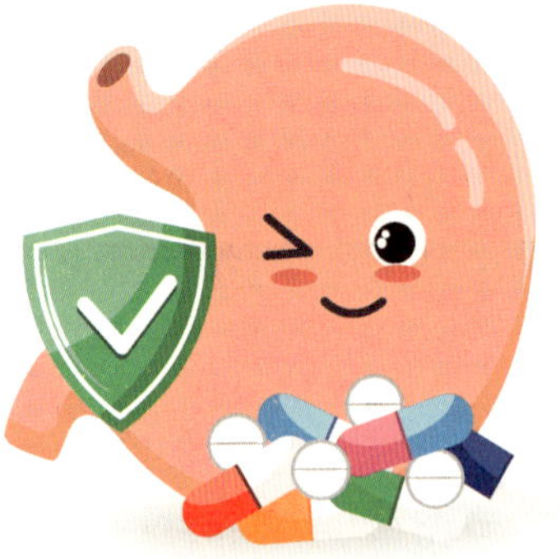

参考文献

[1] 中华医学会消化病学分会，中华医学会消化病学分会消化系统肿瘤协作组. 中国慢性胃炎诊治指南(2022年，上海)[J]. 中华消化杂志，2023，43(03)：145-175. DOI：10.3760/cma.j.cn311367-20230117-00023.

五

慢性萎缩性胃炎的管理

1 慢性萎缩性胃炎患者的饮食和生活方式需要注意什么？

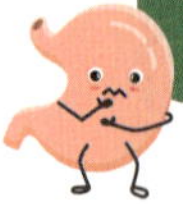

· **饮食清淡、多样化：** 慢性萎缩性胃炎的发生和进展，与饮食习惯密切相关。建议少吃辛辣、油炸、熏制、腌制、高盐食品及过度加工肉类，并避免摄入霉变食物。多摄入新鲜蔬菜水果（尤其是柑橘类水果），保持饮食多样化，有助于减少或延缓萎缩和肠化的风险和进展。

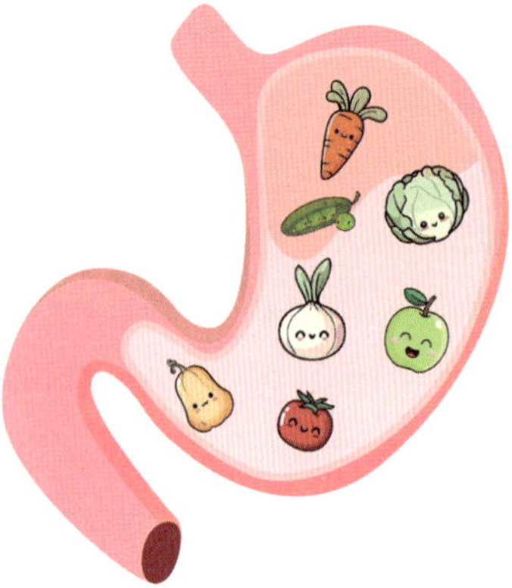

· **戒烟、限酒：** 吸烟、饮酒均被认为是加重胃黏膜萎缩和肠化的重要危险因素，因此萎缩性胃炎患者应戒烟和限制饮酒，坚持良好的生活方式[1]。

- **按时用餐、不过度饥饿或暴饮暴食**：保持规律进食，避免过度饥饿或一次进食量过大，可减轻胃黏膜的额外负担。同时，应尽量避免过多饮用浓咖啡、浓茶等刺激性饮品，以减少对胃黏膜的直接刺激。

- **补充必要的维生素和微量元素**：慢性萎缩性胃炎患者，尤其自身免疫性胃炎，往往容易缺乏维生素 B_{12}、叶酸等营养素。可在医生指导下适量补充维生素 B_{12}、叶酸以及其他必要的维生素和微量元素，以改善机体营养状态并支持胃黏膜修复[1]。

- **控制体重，避免肥胖**：近年来研究发现，肥胖（$BMI \geq 24kg/m^2$）不仅是多种代谢性疾病的危险因素，也可能通过影响胃酸分泌和胃肠动力等机制，对胃黏膜造成不良影响[2]。因此，合理控制体重、保持适度运动，有助于预防慢性萎缩性胃炎的进一步进展。

参考文献

[1] 中华医学会消化病学分会，中华医学会消化病学分会消化系统肿瘤协作组．中国慢性胃炎诊治指南（2022年，上海）[J]．中华消化杂志，2023，43(03)：145-175．DOI：10.3760/cma.j.cn311367-20230117-00023．

[2] Kim K, Chang Y, Ahn J, et al. Body mass index and risk of intestinal metaplasia: a cohort study[J]. Cancer Epidemiol Biomarkers Prev, 2019, 28(4): 789-797.

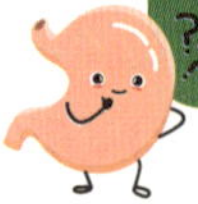

2 慢性萎缩性胃炎患者需要定期胃镜检查吗？间隔时间多久？

- 需要。**萎缩和肠化都可能随时间发展**。定期胃镜检查能及时发现是否有新病变或加重[1]。

- 检查间隔时间应具体由医生综合您个人情况来决定：

（1）**轻度萎缩或无明显危险因素**：约2～3年一次。

（2）**中、重度萎缩，或有胃癌家族史、不完全型肠化、已确诊低级别异型增生等高风险因素**：建议6～12个月甚至更短时间就随访一次[1]。

参考文献

[1] 中华医学会消化病学分会，中华医学会消化病学分会消化系统肿瘤协作组．中国慢性胃炎诊治指南(2022年，上海)[J]．中华消化杂志，2023，43(03)：145-175．DOI：10.3760/cma.j.cn311367-20230117-00023.

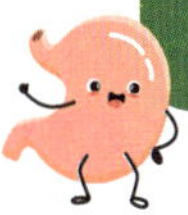

3 如何看待慢性萎缩性胃炎与情绪压力的关系？如何处理慢性萎缩性胃炎伴随的情绪压力？

- **情绪压力和心理因素**会影响胃酸分泌和胃肠动力，长期焦虑、抑郁等可能加重或诱发胃部不适[1]。

- 如果您因疾病长期反复、症状起伏而倍感压力，不妨：

（1）寻求专业心理帮助，或加入患者互助群体。

（2）做些舒缓运动、睡眠管理，避免熬夜。

（3）在必要时，可在专科医生指导下使用**抗焦虑或抗抑郁药物**[2]。

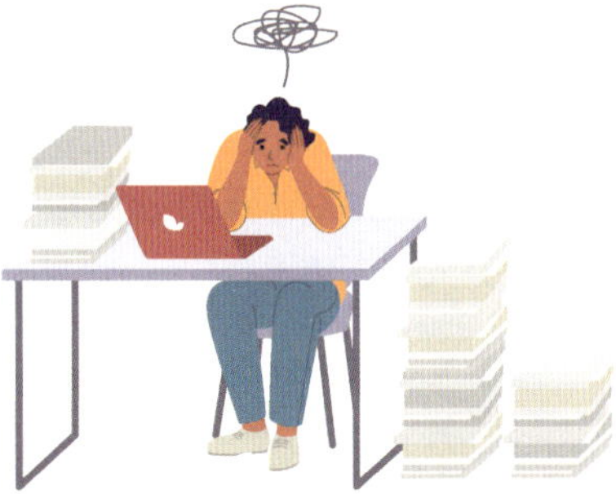

参考文献

[1] 刘洁，韩川，张剑，等．慢性胃炎患者300例的精神心理特征分析[J]．中华消化杂志，2020，40(3)：186-191．DOI：10.3760/cma.j.issn.0254-1432.2020.03.010．

[2] 中华医学会消化病学分会，中华医学会消化病学分会消化系统肿瘤协作组．中国慢性胃炎诊治指南(2022年，上海)[J]．中华消化杂志，2023，43(03)：145-175．DOI：10.3760/cma.j.cn311367-20230117-00023．

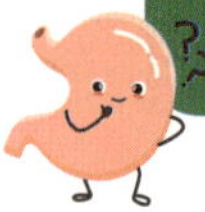

4 除胃镜和病理检查外，慢性萎缩性胃炎患者还需要关注和复查哪些指标？

- **幽门螺杆菌状态**：根除治疗后是否复发。

- **血液指标**：如胃蛋白酶原（PG Ⅰ、PG Ⅱ），胃泌素水平等[1]。

- **影像学检查**：如有胃壁的增厚僵硬等，必要时需要进行上腹部的增强 CT 检查。

- **维生素 B_{12}、叶酸、铁等**：有明显和/或广泛胃黏膜萎缩性改变的患者可能存在铁等微量元素吸收障碍[1]。

- 如果您伴有肝病、胰腺疾病或自身免疫性疾病等情况，也需定期监测相关指标。

参考文献

[1] 中华医学会消化病学分会，中华医学会消化病学分会消化系统肿瘤协作组. 中国慢性胃炎诊治指南（2022年，上海）[J]. 中华消化杂志，2023，43（03）：145-175. DOI：10.3760/cma.j.cn311367-20230117-00023.